DES

RÉTRÉCISSEMENTS TUBERCULEUX

DU LARYNX

ET DE LEUR TRAITEMENT

PAR

Eugène KRAUS

DOCTEUR EN MÉDECINE DE LA FACULTÉ DE PARIS
DOCTEUR EN MÉDECINE DE LA FACULTÉ DE VIENNE

PARIS

OLLIER-HENRY, LIBRAIRE-EDITEUR

11, 13, RUE DE L'ÉCOLE-DE-MÉDECINE, 11, 13

1892

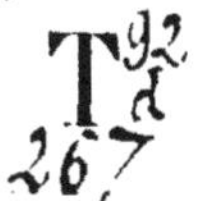

DES

RÉTRÉCISSEMENTS TUBERCULEUX

DU LARYNX

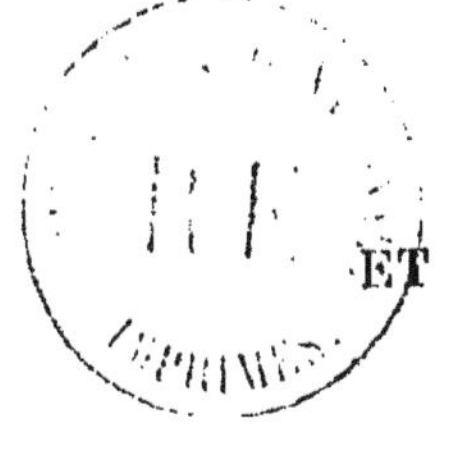

ET DE LEUR TRAITEMENT

PAR

Eugène KRAUS

DOCTEUR EN MÉDECINE DE LA FACULTÉ DE PARIS

DOCTEUR EN MÉDECINE DE LA FACULTÉ DE VIENNE

PARIS

OLLIER-HENRY, LIBRAIRE-EDITEUR

11, 13, RUE DE L'ÉCOLE-DE-MÉDECINE, 11, 13

1892

A MON PRÉSIDENT DE THÈSE

MONSIEUR LE DOCTEUR GERMAIN SÉE

Professeur à la Faculté de Médecine
Membre de l'Académie de Médecine
Médecin de l'Hôtel-Dieu
Officier de la Légion d'honneur

A LA MÉMOIRE VÉNÉRÉE DE MON PÈRE

A MA MÈRE

Hommage affectueux de reconnaissance.

A MES FRÈRES

A MES PARENTS

DES

RÉTRÉCISSEMENTS TUBERCULEUX

DU LARYNX

ET DE LEUR TRAITEMENT

PREMIÈRE PARTIE

Rétrécissements tuberculeux du larynx.

On entend généralement sous le nom de rétrécissement laryngé un état pathologique dans lequel la lumière de l'ouverture laryngée est tellement amoindrie que la respiration libre, c'est-à-dire l'inspiration et l'expiration d'une quantité normale d'air, est notablement troublée. Cet état se développe, tôt ou tard dans la grande majorité des cas de tuberculose laryngée. Sont toutefois exceptés : 1° les cas qui guérissent spontanément ; 2° les cas qui, sous l'influence d'un traitement guérissent ou au moins sont arrêtés dans leur développement ; 3° les cas dans lesquels le malade n'atteint pas la période de rétrécissement, c'est-à-dire qu'il meurt avant d'épuisement ou de tuberculose pulmonaire (1).

Quant au premier groupe de cas, on a maintes fois observé des guérisons spontanées de la tuberculose laryngée, notamment quand le malade pouvait à temps se mettre dans des conditions hygiéniques favorables. Un séjour prolongé au bord de la mer ou ce qui est préférable des voyages en pleine mer ont donné de meilleurs résultats que toutes les autres méthodes de traitement. Quant au deuxième groupe de cas, nous sommes malheureusement forcés de reconnaître que jusqu'à présent dans la grande majorité des cas, la phtisie laryngée s'est montrée plus forte que le traitement, et qu'à l'aide des moyens que nous possédons dans la grande majorité des cas, nous ne pouvons non seulement pas *guérir* la phtisie laryngée développée, mais même pas *influencer la rapidité* du processus pathologique. Selon notre avis un traitement rationnel n'aura des chances de succès qu'au début de l'affection laryngée et pulmonaire, quand l'état général du malade est relativement bon et quand on peut le mettre dans des conditions hygiéniques favorables (climat, régime alimentaire, repos, etc.). Ce n'est que dans ces

1. L'existence d'une tuberculose laryngée sans tuberculose pulmonaire est plus que douteuse. Sur un nombre de 6,000 cas environ de tuberculose laryngée, l'auteur a souvent eu occasion de constater le début d'une tuberculose laryngée à une période où ni l'examen physique des poumons ni l'examen bactériologique ne pouvaient faire découvrir la moindre trace de tuberculose pulmonaire. La phtisie laryngée avancée est toujours accompagnée de tuberculose pulmonaire.

conditions qu'on peut espérer un succès. Quant enfin au troisième groupe de cas, il ne reste pas grand'chose à dire. On a très souvent occasion de voir des malades dont la phtisie laryngée est à peine évoluée tandis que les poumons sont considérablement infiltrés et même creusés de cavernes. Les malades de ce groupe périssent naturellement avant qu'un rétrécissement de larynx ait eu le temps de se développer.

Dans la grande majorité des cas de phtisie laryngée le développement du processus tuberculeux ne peut être arrêté et dans ces cas la tuberculose pulmonaire fait des progrès rapides quand le rétrécissement du larynx est plus ou moins avancé. On peut facilement constater que sous l'influence d'une sténose laryngée l'affection pulmonaire fait des progrès rapides. De même on a souvent occasion de voir que l'affection laryngée se développe plus rapidement, quand l'état général du malade s'est empiré par suite d'une aggravation de la tuberculose pulmonaire. *Il faut insister sur ces effets réciproques des affections laryngées et pulmonaires.*

La clinique nous donne la clef de ces phénomènes pathologiques réciproques. Dans le cours d'un rétrécissement laryngé, il faut distinguer trois périodes. Dans la première période, le malade fait des efforts pour pouvoir inspirer et expirer la quantité *normale* d'air ; dans la deuxième pour inspirer et expirer la quantité *indispensable* d'air ; dans la troisième période le malade, malgré tous les efforts, n'arrive qu'à faire passer par son larynx rétréci une quantité *insuffisante* d'air. On pourrait encore admettre une quatrième période, ce serait une oblitération complète de l'ouverture laryngienne qui amènerait la mort par asphyxie. Cependant la suffocation n'est pas l'issue ordinaire de la sténose laryngienne tuberculeuse. Le plus souvent les malades meurent d'épuisement.

Nous avons vu que toutes les périodes du rétrécissement laryngien sont caractérisées par la *respiration forcée*. Au début, les mouvements respiratoires sont exécutés par les mêmes muscles qui sont mis en mouvement pendant la respiration normale. Ce sont en première ligne les muscles chargés de l'inspiration (muscles crico-aryténoïdiens postérieurs et le diaphragme) ; en deuxième ligne les surcostaux, les scalènes, le petit dentelé postérieur et supérieur. Mais bientôt les mouvements de ces muscles ne suffisent plus et les ainsi-nommés muscles respiratoires auxiliaires leur viennent en aide. D'abord ce sont les muscles sterno-mastoïdien, grand dentelé (partie inférieure), grand pectoral (partie inférieure), petit pectoral, grand dorsal (partie inférieure), qui sont appelés à renforcer le mouvement d'inspiration, puis les muscles abdominaux, le petit dentelé inférieur ainsi que tous les autres muscles qui peuvent abaisser les côtes. Mais bientôt les efforts de ces muscles ne suffisent plus à vaincre l'obstacle grandissant et alors ce ne sont pas seulement tous les muscles du tronc, mais aussi les muscles du cou, une grande partie des muscles de la face et tous les muscles des épaules qui sont mis en mouvement. L'intoxication par l'acide carbonique, dont nous parlerons tout à l'heure, produit alors une accélération notable de la respiration, et nous avons souvent jusqu'à vingt-cinq respirations par minute. On comprend que l'organisme du malade, épuisé par une longue maladie, ne pourra pas longtemps résister et livrer un tel surcroît de travail, d'autant moins que l'état des poumons aura en même temps notablement empiré. L'aggravation dépend principalement de deux causes : l'irritation mécanique du poumon et l'oxydation insuffisante de l'air respiratoire. Quant à la première cause, la respiration forcée et accélérée épuise non seulement l'*organisme en général* par suite de la fatigue musculaire, mais elle a aussi une influence désastreuse sur l'*organe mis en mouvement* par ces contractions musculaires, et cet organe mis en mouvement est *le poumon*. Le poumon déjà altéré par le processus de la tuberculose a en surplus à supporter des tensions, des dilatations et des tiraillements exagérés. En même temps la respiration insuffisante a pour résultat une oxydation défectueuse du sang et un surchargement par l'acide carbonique, qui produit de son côté, comme nous l'avons mentionné plus haut, une accélération de la respiration.

Le rétrécissement du larynx empêche encore l'élimination des sécrétions pulmonaires qui s'amassent, se décomposent et provoquent la destruction des parties environnantes du poumon, et amènent des hémorrhagies, la formation des cavernes, etc. L'influence d'une aggravation de l'affection pulmonaire sur l'affection laryngienne est moins claire que le processus inverse que nous venons de décrire. Il s'agit probablement dans ces cas d'un phénomène local du marasme général.

Le rétrécissement tuberculeux du larynx se développe ordinairement lentement ; la durée de son évolution ne peut pas s'exprimer en chiffres, puisqu'elle dépend de toute une série de facteurs. D'abord cette durée dépendra de l'état général du malade ; plus cet état sera mauvais, plus rapidement se développera le rétrécissement. Nous avons déjà parlé de l'influence de l'affection pulmonaire sur le développement du rétrécissement laryngé ; ajoutons seulement que si la dernière période de la sténose se développe plus rapidement que les premières, cela dépend de l'affection pulmonaire. Pour le pronostic de la durée de cette affection, la *forme* de son évolution a une importance capitale. Nous verrons que certaines formes de rétrécissement laryngé dénotent dès le début une évolution rapide, pendant que d'autres se développent très lentement. Le rétrécissement laryngé tuberculeux se développe *très rarement* d'une façon *aiguë*. Survient-il brusquement un rétrécissement de l'ouverture laryngienne, ce sont ordinairement des causes externes qui l'ont provoqué ; un traitement local brusque produit surtout chez les personnes affaiblies très souvent de l'œdème de la muqueuse laryngienne qui peut donner des symptômes de sténose. Il s'agit dans ces cas le plus souvent de badigeonnages trop énergiques ou d'applications de substances astringentes en solutions trop concentrées (celles-ci produisent plus rarement que ceux-là des œdèmes). Mentionnons ici également les rétrécissements laryngés à la suite du traitement par la tuberculine de Koch.

L'auteur a eu occasion d'observer à Berlin et à Vienne six cas de rétrécissement aigu du larynx après des injections de la substance de Koch. Dans deux cas sur trois observés à Berlin, il se développa après l'injection un tel œdème de la muqueuse laryngée sous-cordale, que la trachéotomie fut jugée nécessaire (Clinique de Bergmann). Dans le troisième cas, il s'agit d'une petite fille de sept ans atteinte de lupus au nez, aux lèvres, au pharynx et au larynx; après deux injections un état comateux se développa, la muqueuse des parties atteintes gonfla considérablement, une partie de la lèvre inférieure se sphacéla, et une dyspnée intense eut lieu (hôpital privé). Dans les cas observés à Vienne (Clinique de Schrœtter) il se forma chez un malade également de l'œdème du larynx après qu'une partie de la corde vocale supérieure gauche s'était sphacélée et éliminée; ce malade était atteint de phtisie laryngée avancée. Dans les deux autres cas qui présentaient des altérations légères au larynx des tuméfactions insignifiantes eurent lieu, mais elles disparurent assez rapidement.

En dehors des cas sus-mentionnés, qu'on pourrait dénommer rétrécissements artificiels, le rétrécissement aigu tuberculeux du larynx est extrêmement rare.

Quant au rétrécissement lent et graduel du larynx par suite d'un processus tuberculeux, ses formes, ses origines sont tellement différentes que pour bien les comprendre quelques considérations anatomo-pathologiques sont indispensables.

L'ouverture laryngienne peut être rétrécie de deux façons: il peut arriver que dans un point quelconque les parois du larynx, dont le volume n'a pas changé, sont rapprochées l'une de l'autre d'une façon anormale, et qu'une force quelconque les fixe dans cette position. Il peut également arriver que les parois du larynx présentent sur une étendue plus ou moins grande des *augmentations* régulières ou irrégulières *de volume* et que ces épaississements proéminent dans le larynx.

Arrêtons-nous d'abord à la première forme de développement du rétrécissement. Il est clair que ce ne sont pas les parties rigides du larynx qui pourront se rapprocher pour former un rétrécissement, mais que ce genre de rétrécissement aura lieu par suite d'une immobilisation dans un état d'adduction des parties mobiles du larynx, c'est-à-dire de cordes vocales supérieures et inférieures. L'immobilisation peut encore (sans modification des parties du larynx en question) avoir lieu par suite d'une ankylose des articulations aryténoïdiennes, ankylose qui peut avoir pour cause une ancienne inflammation. On connait des cas dans lesquels par suite d'une telle inflammation une élimination complète d'un cartilage aryténoïdien eut lieu. Une autre cause beaucoup plus rare dans le cours de la tuberculose est celle d'une immobilisation d'une corde vocale par suite d'une adhésion cicatricielle. La rareté de ces cas s'explique par la rareté du processus cicatriciel des ulcères tuberculeux du larynx en général. L'auteur a eu occasion d'observer le cas suivant : Acteur, âgé de 23 ans. Au-dessus du sternum grande cicatrice provenant d'une carie osseuse guérie. Infiltration nette du sommet pulmonaire gauche. Les crachats examinés à différentes reprises contiennent des bacilles de la tuberculose. Pas de syphilis. Les muqueuses sont pâles. Les deux cordes vocales inférieures dans leur quart antérieur sont ulcérées et comme rongées le long de leur bord jusqu'à l'angle de réunion. Pendant trois mois traitement par l'acide lactique (badigeonnages avec des solutions de 50 et 80 0/0). Pas de changement notable. Le malade part pour la campagne, où il ne suit aucun traitement. Aussitôt de retour, il se présente chez nous, on trouve que les ulcères ont disparu, que les deux cordes vocales inférieures dans leurs parties antérieures se sont soudées et que la corde droite est tirée vers la corde gauche par une cicatrice en forme d'arc. Le diamètre longitudinal de l'ouverture du larynx est par suite notablement raccourci.

Ce cas présente : 1° par le siège anormal des ulcères tuberculeux (parties antérieures des cordes vocales) ; 2° par la cicatrisation spontanée un intérêt particulier. Les soudures sont extrêmement rares dans le cours de la tuberculose, au contraire dans la syphilis, dans la diphtérie elles sont très fréquentes.

Ordinairement les affections des articulations aryténoïdiennes sont accompagnées d'une augmentation de volume de la corde vocale correspondante, supérieure ou inférieure, d'infiltrations ou de tuméfactions périchondritiques des grands cartilages du larynx (particulièrement du cartilage cricoïde).

La grande majorité des cas de rétrécissement tuberculeux du larynx est occasionnée par une augmentation de volume de la muqueuse et des cartilages laryngiens. Cette augmentation de volume fait saillie à la surface interne du larynx et rétrécit par conséquent la lumière de cette ouverture. Il s'agit dans ces cas ou d'infiltration de la muqueuse, de produits de granulation, de tumeurs tuberculeuses, ou bien de périchondrites des cartilages aryténoïdiens, thyréoïdiens ou cricoïdiens. Les affections de la muqueuse peuvent exister sans lésion des parties plus profondes, c'est-à-dire des cartilages. Mais les inflammations des cartilages sont toujours accompagnées d'affections de la muqueuse qui les recouvre et même des parties plus éloignées. Les infiltrations de la muqueuse laryngienne surviennent souvent au début de la tuberculose du larynx; elles ont alors leur siège dans la partie postérieure du larynx, notamment dans le pli inter-aryténoïdien et se présentent sous forme de saillie conique de couleur rouge pâle, le plus souvent au-dessous du niveau des cordes vocales inférieures. Ces infiltrations peuvent être tellement considérables qu'elles peuvent occasionner des symptômes de rétrécissement. Un processus d'ulcération peut les faire disparaître. Des infiltrations en masse peuvent encore siéger dans les plis ary-épiglottiques, dans les cordes vocales supérieures, plus rarement dans les cordes vocales inférieures et peuvent également gêner la respiration. Ces dernières infiltrations ont une tendance prononcée à ulcérer. Les granulations indiquées plus haut surviennent seulement dans les périodes avancées de la phtisie laryngée. Il s'agit dans ces cas d'excroissances dures, rugueuses à bords irréguliers, souvent de coloration rouge intense qui se développent autour de grandes ulcérations. Leur siège de prédilection est, comme celui des ulcérations tuberculeuses, surtout la paroi postérieure (muqueuse des cartilages aryténoïdiens, muqueuse inter-aryténoïdienne), les cordes vocales supérieures et les plis ary-épiglottiques. Parfois ces excroissances sont tellement nombreuses qu'elles remplissent toute la face interne du larynx et on est étonné que le malade puisse encore respirer. Gouguenheim, Tissier et Glower ont décrit cette forme de phtisie laryngée sous le nom de « laryngite tuberculeuse, à forme scléreuse et végétante. » Des examens histologiques des fragments enlevés leur ont donné les résultats suivants (1) :

« Couches corticales : une couche cornée d'éléments épithéliaux, plats et tassés ; au-dessous de cette couche superficielle, s'étagent des rangées régulières de cellules épithéliales de même nature, mais plus larges, moins serrées constituant la zône papillaire. Le corps est représenté par un réticulum conjonctivo-vasculaire, plus ou moins dense. Région profonde ou terminale : au point d'implantation des excroissances les plus récentes il existe des granulations tuberculeuses en voie d'évolution. » Les auteurs cités n'ont pas trouvé dans leurs préparations des bacilles de la tuberculose, et ils concluent que dans leurs cas comme dans ceux décrits par Cornil et Ranvier, sous le nom de « papillome du larynx tuberculeux » il ne s'agissait pas d'un processus néoplastique, mais d'un processus inflammatoire. En énumérant les affections de la muqueuse laryngée qui aboutissent au rétrécissement, c'est à dessein que nous avons parlé des infiltrations, des granulations ulcératives tuberculeuses *et des tumeurs tuberculeuses*. Nous croyons que les deux dernières formes se distinguent suffisamment au point de vue clini-

1. *De la laryngite tuberculeuse à forme scléreuse et végétante*, par les Drs Gouguenheim et Glower. Paris, 1890.

que et au point de vue histologique pour qu'elles ne soient pas confondues et considérées comme identiques. Ce qui nous décide au point de vue clinique à admettre cette distinction c'est l'aspect et le siège des tumeurs. On trouve parfois chez des personnes atteintes de phtisie laryngée manifeste des petites tumeurs rondes à l'angle *antérieur* des cordes vocales inférieures, tantôt entre les cordes, tantôt au-dessous, adhérentes à la paroi du larynx. Ces tumeurs se distinguent à peine des polypes (le plus souvent des fibromes) qui sont très fréquents dans ces endroits. D'autres affections tuberculeuses du larynx peuvent exister en même temps ou faire défaut. Nous avons été à même d'observer l'un et l'autre. La muqueuse du larynx présente en outre un aspect anémique particulier à la phtisie. Ordinairement l'examen physique des poumons et l'examen microscopique des crachats (présence des bacilles) décèleront des signes d'une affection pulmonaire simultanée. Des tumeurs pareilles peuvent se développer aussi dans d'autres parties de la muqueuse laryngée. Chez un phtisique, arrivé à la dernière période de la tuberculose pulmonaire, nous avons constaté une tumeur de ce genre, située sur la face laryngéale de l'épiglotte ; cette tumeur avait la grandeur d'un pois, de forme ronde ; elle était recouverte de muqueuse lisse, sa coloration était rouge-grisâtre et elle était nettement délimitée à sa base. Ce même malade portait dans l'intérieur de son larynx de nombreuses ulcérations. Des coupes microscopiques de la tumeur démontrèrent la présence de cellules géantes et de bacilles de la tuberculose. La surface lisse, la coloration particulière, la délimitation nette de la base, le siège, la structure histologique distinguent ces tumeurs des granulations ulcératives. Nous devons laisser la question ouverte, s'il s'agit dans ces cas de néoformations proprement dites, sans irritation inflammatoire. Nous ne croyons d'ailleurs pas que le signe caractéristique d'une néo-formation soit basé sur l'absence de l'irritation inflammatoire. Dans les cancroïdes des lèvres (qui appartiennent à coup sûr aux néo-formations proprement dites) nous sommes souvent forcés d'admettre des irritations extérieures comme cause occasionnelle du développement de la tumeur.

Les inflammations des cartilages laryngiens et du périchondrium forment une des complications les plus fréquentes de la tuberculose laryngée avancée et contribuent dans beaucoup de cas au développement du rétrécissement laryngien. La périchondrite aryténoïdienne est la plus fréquente, vient ensuite la périchondrite cricoïdienne et plus rarement la périchondrite thyréoïdienne. Ces trois formes se reconnaissent aux modifications de la muqueuse qui les recouvrent. Nous décrirons séparément le tableau clinique de chacune de ces formes.

La périchondrite des cartilages aryténoïdes se reconnaît à la tuméfaction caractéristique de la muqueuse qui recouvre ce cartilage et à la diminution de la mobilité du cartilage et de la corde vocale correspondante. Cette diminution de la mobilité peut aller, comme nous l'avons dit plus haut, jusqu'à l'ankylose complète. La tuméfaction de la muqueuse se présente sous la forme d'une tumeur ronde ou piriforme et se confond alors peu à peu avec le pli ary-

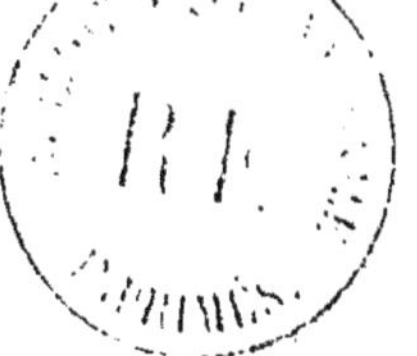

épiglottique qui est également très souvent tuméfié. La tumeur peut prendre de telles dimensions qu'elle recouvre la plus grande partie de l'ouverture laryngienne. Cette augmentation de volume est surtout frappante, quand l'affection, comme c'est le cas au début, est unilatérale, c'est-à-dire quand l'autre cartilage présente des dimensions normales. Avec le développement de la maladie l'inflammation envahit d'ailleurs également l'autre cartilage. La coloration de la muqueuse tuméfiée et enflammée est ordinairement d'un rouge intense, parfois cette couleur est un peu jaunâtre et elle a alors un aspect presque transparent.

La périchondrite cricoïde propulse la muqueuse sous-cordale. Ce gonflement de la muqueuse se continue insensiblement avec la corde vocale, qui devient immobile, sans que le cartilage aryténoïde correspondant soit atteint (Parfois les deux formes de périchondrite sont combinées). A l'examen laryngoscopique on constate sous les cordes vocales des gonflements, qui se continuent en haut directement sur la corde vocale. Au début ils ont l'aspect d'un liseré rouge le long du bord interne des cordes vocales inférieures. En tenant le miroir laryngoscopique incliné on peut se convaincre que dans cette période il s'agit également de tuméfactions sous-cordales. Plus tard cette tuméfaction devient très évidente. Quand elle est bilatérale, comme c'est souvent le cas dans cette forme de périchondrite, on voit les tumeurs presque se toucher et proéminer au-dessous des cordes vocales dans l'intérieur du larynx. Par suite de ce gonflement de la muqueuse les cordes vocales sont plus ou moins rapprochées et gênées dans leur motilité. Cette tuméfaction périchondritique se propage peu à peu dans le bas et passe sur la muqueuse trachéale.

La périchondrite thyréoïdienne se rencontre plus rarement que les deux formes précédentes ; cette périchondrite *produit un gonflement de la muqueuse de la corde vocale supérieure* qui apparaît comme une tumeur rouge et lisse et recouvre parfois totalement la corde vocale inférieure. En proéminant vers l'intérieur du larynx elle peut amener des symptômes de sténose. Cette périchondrite peut pendant longtemps rester limitée à une moitié du larynx. Dans des cas avancés il pourra s'agir de périchondrites étendues et compliquées qui rendront alors le tableau laryngoscopique très embrouillé.

Dans ce qui précède nous avons esquissé les traits généraux des modifications tuberculeuses du larynx qui peuvent aboutir à des rétrécissements. Nous allons encore ajouter une observation qui concerne un phtisique chez lequel s'est développé un rétrécissement du larynx de nature tout à fait extraordinaire et à coup sûr très rare. Nous avons fait des recherches dans la littérature et nous n'avons pas pu trouver de cas analogues.

Homme âgé de 38 ans, infiltrations des deux sommets pulmonaires, enrouement progressif depuis cinq mois, respiration troublée depuis deux mois. *Examen laryngoscopique :* A droite, à la place de la corde vocale supérieure une tumeur qui recouvre les parties antérieure et moyenne de la corde vocale inférieure. A l'inspiration on ne voit que le tiers postérieur de la corde vocale droite inférieure ; à la phonation on voit la corde apparaître dans toute sa longueur au-dessous de la tumeur, mais elle semble à cause de la tumeur qui la recouvre être plus étroite. Toutefois les parties visibles de la corde vocale droite et sa motilité ont l'air d'être normales.

La tumeur même présente une surface lisse, de coloration rouge pâle, et elle apparaît comme une propulsion ronde et aplatie de la muqueuse de la corde vocale supérieure. *A gauche* la corde vocale supérieure est remplacée par une tumeur hémisphérique, qui représente à peu près trois fois le volume de la tumeur droite; elle s'avance jusqu'à la ligne médiane de l'ouverture laryngienne et recouvre de ce côté totalement la corde vocale inférieure pendant l'inspiration et pendant la phonation. La tumeur est recouverte de muqueuse lisse et elle est d'une coloration rouge jaunâtre et légèrement transparente. La muqueuse est sillonnée de vaisseaux. Le diagnostic était : grand kyste de rétention dans la corde vocale supérieure gauche. On était moins affirmatif sur la nature de la tumeur droite. D'après son aspect, il pouvait bien s'agir également d'un kyste en état de développement. On incisa le kyste gauche et à notre grand étonnement il n'en sortit aucun liquide, mais le sac kystique s'affaissa brusquement et découvrit la corde vocale gauche qui dans toute son étendue était ulcérée. Il s'agit dans ce cas évidemment d'un kyste à air. Trois jours après la première incision à l'endroit de l'ancienne tumeur se développa une nouvelle, mais moins grande. Probablement l'ouverture de l'incision s'était oblitérée et le sac kystique s'était de nouveau rempli d'air. La tumeur en question avait provoqué chez ce phtisique un rétrécissement de moyenne gravité, mais nous ne croyons pas que la formation des kystes à air soit particulière à la tuberculose laryngée, puisque, chose assez curieuse, dans la même semaine nous avons eu occasion d'observer un kyste analogue au même endroit dans un cas de carcinome laryngé.

Des observations pareilles ne nous sont pas connues.

DEUXIÈME PARTIE

Traitement des rétrécissements tuberculeux du larynx.

Le traitement des rétrécissements tuberculeux laryngés dépend de différents facteurs et en particulier *du mode et de la forme* du rétrécissement, *de son degré de développement et de l'état général du malade.* Dans nombre de cas on ne pourra plus songer à faire disparaître le rétrécissement du larynx, mais on se contentera d'un traitement purement palliatif, c'est-à-dire on tâchera de combattre les deux symptômes les plus pénibles, la dyspnée et la dysphagie. Nous devons pourtant insister qu'actuellement le traitement des rétrécissements tuberculeux du larynx donne de meilleurs résultats que par le passé.

Ces résultats plus favorables dépendent moins de l'intervention médicamenteuse que de l'intervention chirurgicale, qui dans ces périodes de la phtisie laryngée doit jouer un rôle capital.

Le traitement médicamenteux (il ne s'agit pas ici du traitement palliatif) peut exercer une influence favorable seulement au début du rétrécissement et seulement dans certaines formes de phtisie, surtout dans les infiltrations accompagnées d'ulcérations. Nous avons observé la disparition de ces infiltrations à la suite d'un traitement local, mais seulement après une durée de plusieurs mois. Le médicament le plus propre et peut-être même le seul duquel on peut espérer parfois des effets réels et non imaginaires est l'acide lactique. Cet acide même en solution très concentrée (jusqu'à 80 pour 100) peut être appliqué aux endroits infiltrés et sur la muqueuse ulcérée sans provoquer des douleurs notables.

Cependant on peut observer après les badigeonnages avec les solutions trop concentrées des gonflements qui peuvent durer pendant plusieurs heures et qui méritent d'être pris en considération dans des cas de rétrécissement avancé.

L'application de l'acide lactique dans nos cas n'a nécessité que très rarement une anesthésie locale préalable du larynx à l'aide de morphine ou de cocaïne. Dans ces cas il s'agissait des malades très affaiblis, ou cette sensibilité exagérée dépendait de la localisation des infiltrations et des ulcérations qui occupaient des points du larynx particulièrement exposés, comme par exemple le sommet des cartilages aryténoïdes. Les malades supportent en général parfaitement bien les badigeonnages par l'acide lactique, même lorsqu'on les applique journellement et il n'est pas nécessaire d'anesthésier préalablement le larynx. On prendra seulement la précaution de ne pas commencer le badigeonnage avec des solutions trop concentrées et on augmentera graduellement le degré de concentration. Il est à recommander de commencer avec une solution de 25 0/0, quelque temps après, quand on voit que le malade la supporte bien, la remplacer par une solution de

50 0/0 et seulement après se servir d'une solution de 80 0/0. Il n'est pas recommandable de se servir d'acide lactique pur. Nous avons toujours appliqué l'acide lactique directement sur la muqueuse malade. Héryng et Krause font d'abord un curetage. En parlant des méthodes de traitement combiné nous reviendrons encore sur cette manière d'opérer.

Nous nous sommes exprimés plus haut que l'acide lactique est peut-être le seul de tous les médicaments connus qui donne parfois des résultats réels dans le traitement de la phtisie laryngée. On a recommandé une foule de différents médicaments contre cette maladie, une grande partie a été reconnue comme complètement inefficace et a été délaissée. Sur la valeur d'une autre partie, on discute encore. Le plus souvent les expériences ultérieures de contrôle ne peuvent pas confirmer l'optimisme des auteurs. D'un troisième groupe de médicaments préconisés contre la phtisie laryngée on a reconnu qu'au lieu d'améliorer ils avaient au contraire une influence désastreuse sur l'état de la maladie.

On ne peut pas nier que certains médicaments exercent *passagèrement* une influence favorable, mais ils ne produisent pas d'amélioration *durable* ou *de guérison*, ce qu'on a directement constaté après l'emploi de l'acide lactique. L'acide lactique n'est certainement pas un médicament idéal et les résultats qu'on obtient par son emploi ne sont pas d'une telle nature qu'on ne doive pas rechercher des médicaments meilleurs et plus sûrs, mais en comparaison des autres c'est certainement le meilleur. Parmi les médicaments qu'on emploie encore de nos jours contre la tuberculose laryngée comme topiques nous nommerons le nitrate d'argent, les préparations iodées (iodoforme, iodol, sozo-iodol, etc.), le guajacol, la pyoctanine, le sublimé et le menthol.

Les badigeonnages avec la pierre infernale ont certainement une influence *défavorable* sur la tuberculose laryngée, ils ne guérissent pas les ulcérations, les badigeonnages sont douloureux et augmentent les phénomènes d'inflammation. C'est Stœrck qui a eu le mérite d'appeler le premier l'attention sur ce fait.

Quant aux préparations iodées, particulièrement du rôle de l'iodoforme dans le traitement de la tuberculose laryngée, il nous semble qu'on a exagéré et qu'on exagère encore sa valeur curative. Nous n'avons jamais pu constater ses fameux effets anti-tuberculeux ni dans des ulcérations légères ni dans des ulcérations profondes. Ses effets spécifiques dans cette maladie nous paraissent plus que douteux, ses effets antiseptiques discutables et ses effets anesthésiques ne se produisant que quand on l'a associé à la morphine. Selon notre avis, l'iodoforme appliqué sur l'ulcération n'agit que comme une couche protectrice qui pourrait mieux s'obtenir par une autre substance inodore, qui ne possèderait pas l'inconvénient d'enlever l'appétit au malade déjà affaibli, de provoquer des nausées, des maux de tête et des étourdissements et qui n'incommoderait pas l'entourage du malade, par exemple le *jodol*, qui quoique aussi inefficace que l'iodoforme, a du moins l'avantage d'être complètement inodore.

Le *guajacol* et la *pyoctanine* ne nous ont pas donné d'amélioration.

Le *sublimé* en solution de 1 à 3 pour 1000 injecté dans les infiltrations de la muqueuse n'a pronuit aucun effet dans deux cas sur quatre; dans un cas il a provoqué un œdème notable du larynx et dans le quatrième cas il s'en est suivi une nécrose de la muqueuse.

Avec le *menthol* nous avons obtenu des résultats plus favorables. Des solutions huileuses de 20 pour 100 injectées dans le larynx produisaient un dégonflement des parties œdématiées et infiltrées de la muqueuse qui devenait visiblement plus pâle.

Ce dégonflement durait d'une à deux heures pendant lesquelles les malades accusaient un grand soulagement, ils respiraient plus librement et la déglutition se faisait plus facilement. Ces effets se manifestaient déjà quelques minutes après l'injection. Ainsi comme moyen *palliatif* le menthol est très précieux. Son emploi est surtout indiqué dans les gonflements aigus. Il est également très utile de l'appliquer immédiatement avant le repas pour rendre la déglutition indolore. Du reste on obtiendra les mêmes effets en badigeonnant la muqueuse des cartilages aryténoïdes (surtout au sommet et à la partie postérieure) avec une solution de cocaïne de 10 à 20 pour 100. Nous préférons cette solution à la morphine (insufflations, injections, badigeonnages), parce que cette substance présente l'inconvénient de diminuer l'expectoration. Quant aux gargarismes et aux inhalations leurs effets ne sont que palliatifs, passagers et très limités.

Dans ce qui précède nous nous sommes bornés à mentionner les médicaments sur les effets desquels nous avons une expérience personnelle.

Le traitement médical du rétrécissement tuberculeux du larynx ne donne en général que des résultats médiocres, *l'intervention chirurgicale* en offre de meilleurs. Ces opérations sont en partie du ressort des laryngologistes et en partie du ressort des chirurgiens. Elles ont pour but tantôt la guérison, tantôt la prolongation de la vie, et elles peuvent être combinées avec un traitement médical local. Parfois l'opération est indiquée pour rendre possible un traitement médical consécutif. L'intervention chirurgicale s'attaque tantôt à l'organe malade même, c'est-à-dire au larynx tuberculeux, tantôt à la trachée intacte.

Les *opérations intra-laryngéales* qui entrent ici en considération sont le curetage, l'igniponcture, l'intubation et les extirpations intra-laryngéales. *Les opérations chirurgicales proprement dites sont* la trachéotomie, la fissure laryngée dans le but d'un curetage et l'extirpation du larynx.

Le curetage dans le traitement de la tuberculose laryngée a été surtout préconisé par Héryng à Varsovie, et par Krause à Berlin ; ces auteurs se servent de cette opération principalement dans les cas dans lesquels il y a des infiltrations et font suivre le curetage par une application d'acide lactique ; il paraît que les résultats obtenus sont satisfaisants. Héryng donne pour cette opération les indications suivantes :

1° Les infiltrations limitées, les ulcérations bourgeonnantes de la paroi postérieure du larynx et les infiltrations inflammatoires récentes unilatérales de l'épiglotte.

2° Les infiltrations et les ulcérations profondes des cordes vocales supérieures.

3° Les ulcérations bourgeonnantes avec production de granulations qui partent de la surface ou des bords des cordes vocales et des apophyses vocales et qui parfois donnent lieu à des rétrécissements par ces granulations. Par conséquent l'opération est également indiquée, dans les tumeurs à forme de polypes et dans les excroissances.

Elle est contre-indiquée chez des malades déprimés, affaiblis, faibles de volonté, qui ont de la forte fièvre, puis chez des nerveux, des impatients et des méfiants.

L'igniponcture est indiquée, surtout dans les cas d'infiltrations rigides qui accompagnent souvent les périchondrites. Les résultats de ce traitement ne sont pas très brillants, mais puisque les réactions de l'igniponcture ne présentent en général aucun danger, on peut en faire usage dans certains cas, parfois, comme le prouve l'observation suivante, on obtient par ce moyen des améliorations.

Femme, âgée de 42 ans, se présenta en 1887 avec des troubles prononcés de la respiration. Le sommet du poumon gauche est légèrement infiltré. Bacilles dans les crachats. A l'examen laryngoscopique on trouve l'ouverture laryngée fortement rétrécie. Le rétrécissement dépend d'infiltrations rigides en forme de bourrelet aux cordes vocales supérieures, qui occupent la moitié antérieure de l'ouverture laryngienne et se touchent presque. Dans la partie postérieure du larynx on voit un troisième bourrelet ulcéré, qui part de la paroi postérieure du larynx et qui apparaît entre les deux bourrelets susmentionnés. Par suite de cette masse d'infiltrations l'ouverture du larynx est fortement réduite. Trachéotomie à cause d'une dyspnée intense.

Avec une rare patience la malade se soumet après la trachéotomie, presque pendant deux ans à un traitement par l'acide lactique qui eut pour résultat la cicatrisation des ulcérations des parois, mais le rétrécissement persista. On fit alors avec un galvanocautère pointu des piqûres dans les bourrelets d'infiltration, ces galvano-punctures ont été faites trois fois à intervalle de quinze jours. A la suite de ce traitement les bourrelets diminuèrent à un tel degré que la malade put respirer par le larynx, ce qu'elle ne pouvait pas faire auparavant. On n'a pourtant pas pu obtenir une disparition complète des infiltrations. En 1891 la malade se présenta de nouveau à cause des bourgeons de granulations autour de l'ouverture de trachéotomie. L'état des poumons n'avait pas fait de progrès, l'état du larynx était resté stationnaire, l'état général était extrêmement satisfaisant.

La dilatation du rétrécissement tuberculeux du larynx par l'intubation ne peut être tentée sans danger que dans les cas qui ne se développent pas rapidement, dans les autres cas, elle peut occasionner de l'œdème et accélérer la destruction ulcérative. Nous avons procédé à la dilatation en nous servant d'après le procédé de Stœrk de tubes métalliques courts et de diamètre progressif (pareils à ceux employés par O'Dwyer pour l'intubation du larynx) que nous introduisions dans le larynx, où ils restaient selon la sensibilité du malade de quelques minutes jusqu'à une demi-heure et même davantage. Cette méthode ne nous a cependant pas donné des résultats notables, aussi l'avons-nous bientôt abandonnée.

Parmi les méthodes intra-laryngiennes, *l'extirpation des masses tuberculeuses, qui obstruent l'ouverture laryngée*, donne les meilleurs résultats. Dans la plupart des cas ce résultat n'est que passager, mais depuis quelque temps on a publié des cas dans lesquels ce résultat était durable. Notamment Stœrke à Vienne a récemment publié un cas dans lequel une extirpation répétée et à fond des masses tuberculeuses a amené une guérison complète de la tuberculose laryngée. Les cas tributaires de cette méthode de traitement sont ceux dans lesquels se développent des infiltrations et des granulations en masse et en forme de tumeurs. Quant au manuel opératoire et aux instruments desquels il faut se servir, cela dépendra de la particularité des cas et de la méthode du chirurgien. Il est indifférent de se servir d'anses froides ou chaudes, de pinces, de curettes ou de ciseaux. Dans beaucoup de cas, surtout dans ceux dans lesquels tout le larynx jusqu'à la trachée est rempli de tumeurs, l'extirpation devient très difficile, d'abord par suite du siège et de l'inaccessibilité des tumeurs, ensuite parce que l'introduction des instruments dans un larynx, qui est déjà très rétréci provoque parfois de tels accès de suffocation qu'il faut être préparé à procéder séance tenante à une trachéotomie.

Nous abordons maintenant la description des *opérations chirurgicales* dans le traitement des rétrécissements tuberculeux du larynx et nous nous occuperons particulièrement de la trachéotomie. Nous traiterons seulement d'une façon sommaire l'extirpation du larynx et la fissure du larynx.

La trachéotomie a pour but de créer une communication au-dessous du rétrécissement laryngé, entre les organes respiratoires et l'air extérieur et de rendre possible de cette façon une respiration suffisante. Cette communication peut être durable (c'est-à-dire pendant toute la vie du malade) si le rétrécissement du larynx ne disparaît pas, ou elle peut être passagère, si le rétrécissement du larynx disparaît, soit spontanément, soit à la suite d'interventions thérapeutiques qui rendent possible le passage de l'air par l'ouverture du larynx. Les opinions des divers auteurs sur la valeur de la trachéotomie dans le traitement des rétrécissements tuberculeux du larynx sont divergentes. Les uns, et surtout Beverley Robinson, prétendent que cette opération ne rétablit pas seulement le passage normal de l'air mais qu'elle exerce une influence sur la maladie du larynx et des poumons dont elle enraie la marche. Cette opinion est vigoureusement combattue par d'autres auteurs et tout récemment surtout par Moure. Ce dernier nie l'influence de la trachéotomie sur l'affection du larynx et des poumons, et il n'admet cette opération que dans certains cas de tuberculose et seulement dans ses dernières périodes pour empêcher la suffocation. Il nous semble que la question ne pourra être tranchée que lors qu'on sera d'accord sur le moment propice, quand il faut procéder à la trachéotomie.

Il est évident que chez un malade dont le larynx est

presque entièrement détruit et qui ne respire peut-être plus qu'avec un demi poumon, le résultat de la trachéotomie ne sera pas brillant. C'est tout différent quand on procède à la trachéotomie chez des malades, chez lesquels l'affection pulmonaire n'est pas très avancée et chez lesquels l'état général est encore relativement bon. Dans de telles conditions nous avons souvent constaté : 1° qu'après l'opération l'affection pulmonaire ne faisait plus de progrès ou pour le moins des progrès lents, ; 2° que l'état général restait bon ; 3° que la tuberculose laryngée dans beaucoup de cas s'améliorait sous un traitement approprié (témoin le cas cité plus haut et traité par l'igniponcture) et qu'elle guérit même parfois. Nous n'avons jamais observé d'aggravation de l'état du larynx ou des poumons sous l'influence d'une trachéotomie, *si l'opération a été faite à temps*. Quant aux effets favorables de la trachéotomie, ils dépendent de différentes causes. D'abord par suite du passage plus libre une quantité d'air suffisante passe sans effort dans les poumons, le sang n'est plus surchargé d'acide carbonique, les muscles respiratoires auxiliaires n'ont plus besoin de se contracter, par conséquent le malade dépense moins de forces et la faiblesse qui résulte de cette fatigue disparaît.

Le poumon ne sera plus comme auparavant fortement tiraillé et tendu, et le danger d'un déchirement du tissu pulmonaire est moins grand. L'expectoration des sécrétions pulmonaires se fait sans entrave. Selon notre avis, la trachéotomie n'a pas d'influence directe sur le larynx, mais ce dernier participe à l'amélioration générale.

Dans beaucoup de cas du reste cette amélioration

dépendra d'un traitement local énergique, qu'on pourra entreprendre après la trachéotomie. Nous entendons par là un traitement avec des médicaments énergiques, comme le badigeonnage avec des solutions concentrées d'acide lactique, l'igniponcture, l'extirpation intra-laryngéale des tumeurs tuberculeuses, des granulations et des infiltrations, etc., qui obstruent l'ouverture du larynx. *Par conséquent il est important de préciser le moment quand l'opération devra être faite.* S'il s'agit de gonflements périchondritiques ou œdémateux de la muqueuse, il faut selon notre opinion procéder à l'opération dès qu'on s'aperçoit que malgré un traitement local le rétrécissement augmente; et notamment le moment propice de l'opération sera quand le malade commence à avoir des difficultés à respirer, c'est-à-dire quand cet acte demande le concours des muscles respiratoires auxiliaires. Ce moment nous semble critique dans le rétrécissement du larynx, parce qu'à partir de ce moment, si le rétrécissement ne passe pas de lui-même, ou n'est pas écarté, le malade dépérit rapidement. Il est épuisé par les efforts incessants d'une respiration, qui devient de plus en plus embarrassante. Dans les cas dans lesquels le rétrécissement dépend des tumeurs tuberculeuses dans le larynx, la trachéotomie devra être faite avant l'extirpation de ces tumeurs, si des tentatives pour les enlever avaient provoqué des accès de suffocation. On pourra après la trachéotomie plus tranquillement et plus radicalement extirper, cautériser, en un mot, nettoyer l'intérieur du larynx. La même conduite est à observer dans les cas qui présentent des gonflements de la muqueuse, avec phénomènes de sténose et qui aboutissent à la formation de larges ulcérations dans lesquelles un traitement énergique par l'acide lactique est indiqué. Sans trachéotomie préalable l'application de cet acide serait au plus haut degré dangereuse, parce que des solutions fortes, comme nous l'avons indiqué plus haut, donnent lieu à des gonflements réactifs de la muqueuse et que ces gonflements peuvent obstruer complètement le larynx dont l'ouverture est déjà assez réduite. Après la trachéotomie ce traitement peut être appliqué sans aucun inconvénient. Dans les cas des deux dernières catégories on pourra enlever la canule trachéale du moment qu'on s'apercevra que le traitement local après la trachéotomie aura suffisamment déblayé le larynx pour rendre la respiration facile et qu'il ne sera pas à craindre que le rétrécissement se développera de nouveau. Dans les cas dans lesquels le rétrécissement du larynx persiste les malades seront forcés de porter leur canule continuellement. Cependant leur état n'est pas aussi pitoyable, que le décrivent les adversaires de la trachéotomie, pourvu qu'on ait opéré à temps et qu'on n'ait pas attendu que le rétrécissement ait épuisé le malade.

Nous avons connu beaucoup de malades qui vivaient relativement bien avec leur canule, vaquaient à leurs occupations et qui étaient résignés à la porter toute leur vie. La trachéotomie exécutée à la dernière période de la phtisie laryngée lorsque la destruction des poumons est déjà avancée ne peut donner aucun résultat favorable. La trachéotomie a pour but d'écarter la *dyspnée*, mais dans ces derniers cas la *dyspnée est provoquée non seulement par le rétrécissement du larynx mais surtout par le mauvais état des poumons.* Cet état ne s'améliorera pas, même si la sténose sera écartée. Une surface insuffisante de poumon ne peut respirer qu'une quantité insuffisante d'air. Donc, dans ces cas, le siège de la dyspnée n'est pas le larynx, mais les poumons ; par conséquent, elle ne pourra pas être écartée par la trachéotomie. Pour que cette dernière produise un effet favorable, il faut qu'elle soit faite à une période quand la tuberculose pulmonaire n'est pas encore avancée.

Quant à l'opération même, elle ne présente ordinairement pas de difficultés, comme il s'agit généralement de malades amaigris, dont le cou est long et dont la trachée n'est pas située très profondément. Mais pendant que l'opération même ne présente d'habitude aucune difficulté (chez les phtisiques la trachéotomie est considérée comme une opération très facile), le traitement après l'opération est parfois pénible et exige beaucoup de patience de la part du malade et du médecin. Ces inconvénients dépendent de la difficulté avec laquelle les plaies tuberculeuses se cicatrisent. De là la question s'il faut faire des sutures après la trachéotomie. Dans beaucoup de cas on est forcé de rouvrir celles-ci parce que sous la surface cicatricielle dans la profondeur du tissu cellulaire des amas de pus et des abcès se forment qu'on est forcé d'inciser. Dans d'autres cas les sutures ne tiennent pas si on enlève les fils le troisième ou le quatrième jour après l'opération.

Dans les cas dans lesquels nous n'avons pas constaté de guérison par première intention nous avons toujours trouvé les bords de la plaie recouverts d'une masse purulente jaune verdâtre. On est obligé pendant des semaines entières d'avoir recours à toutes sortes d'astringents et de caustiques avant d'obtenir la cicatrisation de la plaie. Nous avons obtenu dans ces cas de bons résultats en touchant les bords de la plaie avec une solution faible de potasse caustique. Malgré ces inconvénients, nous croyons qu'il faut suturer *parce que dans la grande majorité* des cas la guérison de la plaie a lieu *par première intention*. Nous voulons encore mentionner une complication désagréable. Il se forme souvent autour de l'ouverture trachéale des végétations de granulations et cela non seulement en dehors mais aussi à l'intérieur de cette ouverture. Ces granulations ont chez les phtisiques une tendance remarquable à se reformer et pendant longtemps elles résistent à tous les moyens de destruction. Les granulations situées autour de l'orifice externe ne présentent pas beaucoup d'inconvénients et sont plus accessibles à un traitement radical que les granulations qui sont situées à l'intérieur et qui peuvent donner lieu à des phénomènes désagréables.

Notamment quand on se sert de canules trachéales fenestrées (c'est-à-dire de canules dont la paroi supérieure du coude horizontal porte une ouverture par laquelle le malade peut éventuellement respirer si on ferme l'ouverture externe de la canule), les granulations peuvent pénétrer par cette fenêtre dans la canule et l'oblitérer. Au début, le malade se plaindra qu'il ne peut retirer sa canule ou que cette opération est accompagnée de douleurs et d'écoulement de sang. Cet écoulement est provoqué par l'arrachement d'une partie des granulations, quand le malade essaie de retirer sa canule, mais n'a d'ailleurs aucune importance. Comme nous l'avons déjà dit, ces granulations résistent longtemps à tout traitement, on a beau nettoyer la trachée et extirper les granulations, dans l'espace de huit ou de quinze jours l'état est tel comme si on n'avait rien fait.

Cependant avec patience et persévérance, on arrive néanmoins après un temps plus ou moins long à en avoir raison. Comme meilleure méthode nous considérons l'arrachement des granulations avec des pinces mousses, avec cautérisation consécutive à l'aide du galvano-cautère ou du thermo-cautère de Paquelin. Mais même cette opération devra être souvent répétée avant qu'on arrive à un résultat définitif.

Les deux autres opérations chirurgicales qui ont pour but d'obvier au rétrécissement tuberculeux du larynx, l'extirpation du larynx et la laryngo-fissure avec curetage consécutif n'ont été faites que dans des cas isolés et les résultats obtenus ne sont pas de nature à introduire ces opérations dans le traitement de cette maladie.

L'*extirpation* totale *du larynx* a été tentée par Gussenbauer, Kocher, Lloyd et autres.

Les trois auteurs cités ont extirpé des larynx tuberculeux induits en erreur par un diagnostic de carcinome (1). Les malades sont morts de tuberculose pulmonaire après deux mois, rsp. trois ans, rsp. six jours. L'extirpation unilatérale du larynx *tuberculeux* a été faite par Kœhler et Hahn. Dans le premier cas, le malade mourut 17 jours

1. Eugène Kraus, *Zur Statistikder-Kehlkopf Exstirpation*, Wien, 1890.

après l'opération d'une pneumonie. Dans le deuxième cas, le malade se portait encore bien huit mois après l'opération.

Nous ne croyons pas qu'*à n'importe quelle* période de la phtisie laryngée l'extirpation du larynx est recommandable. La laryngo-fissure dans le but d'un curettage nous semble présenter moins de danger et être plus rationnelle. Cependant, vu l'infection générale de l'organisme, nous sommes d'avis que dans l'intérêt du malade on ferait mieux de laisser également de côté cette opération et de procéder au curettage par voie intra-laryngéale après avoir préalablement fait la trachéotomie. Les chances de succès après l'extirpation du larynx, ainsi qu'après la laryngo-fissure, sont beaucoup moindres dans la tuberculose que dans d'autres maladies plus localisées, comme par exemple le carcinome.

TROISIÈME PARTIE

Conclusions.

De ce qui précède, nous croyons pouvoir déduire les conclusions suivantes :

Dans la majorité des cas le rétrécissement du larynx n'est pas une complication, mais une période normale dans le cours du développement de la tuberculose laryngée.

Le rétrécissement se développe très rarement d'une façon aiguë et dans ces cas rares, il dépend de causes extérieures. Généralement la sténose se développe lentement et ce n'est que dans la dernière période qu'elle prend une marche rapide.

Les modifications tuberculeuses du larynx, qui peuvent donner lieu à des phénomènes de sténose, ont leur siège, tantôt dans la muqueuse (infiltrations, granulations, tumeurs qui proéminent dans l'intérieur du larynx), tantôt dans les cartilages du larynx et dans la muqueuse qui les recouvre (gonflements périchondritiques avec ou sans réduction de la motilité des cordes vocales).

Le rétrécissement laryngé nécessite une augmentation du travail d'abord des muscles respiratoires normaux ; bientôt une série de muscles respiratoires auxiliaires sont appelés en aide et enfin malgré les efforts de tous les muscles la respiration devient insuffisante.

Le rétrécissement laryngé établi exerce une influence néfaste sur l'état des poumons, du larynx et sur l'état général.

Le poumon est altéré mécaniquement et chimiquement. Les mouvements respiratoires forcés et convulsifs produisent des dilatations et des compressions anormales du thorax, des tensions et des tiraillements du poumon déjà altéré et dont le tissu est prédisposé par suite de son état pathologique à des déchirements. L'oxydation insuffisante du sang a pour résultat une surcharge d'acide carbonique qui, de son côté accélère les mouvements respiratoires. L'expectoration insuffisante des sécrétions pulmonaires donne lieu à la destruction des tissus pulmonaires voisins.

L'état du larynx s'empire sous l'influence du marasme général.

L'état général s'empire par suite de l'épuisement occasionné par la respiration forcée et par l'oxydation insuffisante du sang.

Toutes ces modifications de l'organisme se développent à mesure que le rétrécissement augmente et prennent de grandes proportions dans les périodes avancées de la sténose.

Le traitement local du rétrécissement laryngé tuberculeux peut être médical et chirurgical. Le traitement local médical a généralement peu de prise sur la phtisie laryngée, les meilleurs résultats sont encore obtenus par l'acide lactique. Les préparations iodées, le guajacol, la pyoctanine n'exercent aucune influence sur la maladie ; le nitrate d'argent et le sublimé (ce dernier sous forme d'injections sous-muqueuses) sont nuisibles. Le menthol donne des soulagements passagers. On peut aussi obtenir des effets palliatifs par la cocaïne, la morphine, etc.

Le traitement chirurgical peut être intra-laryngéal ou chirurgical proprement dit. Parmi les opérations intra-laryngéales, l'intubation n'est d'aucune utilité; l'igni-poncture peut dans quelques cas donner de bons résultats. On obtient dans des cas appropriés les meilleurs résultats en extirpant par voie intra-laryngéale les masses tuberculeuses (infiltrations, granulations, tumeurs) qui obstruent le larynx. Selon les cas, cette opération se fait à l'aide de curettes, d'anses et de pincettes, etc. Il faut faire suivre cette extirpation d'un traitement local médicamenteux (badigeonnages énergiques avec l'acide lactique, etc.).

Les opérations chirurgicales proprement dites sont la trachéotomie, l'extirpation du larynx et la laryngo-fissure. Les résultats des deux dernières opérations dans la phtisie laryngée sont désastreux. La trachéotomie est indiquée dans tous les cas de phtisie, dans lesquels on ne peut pas parer par d'autres moyens à un rétrécissement grandissant du larynx. Le moment propice de l'opération est celui quand le malade *commence* à respirer difficilement. Cette opération a une influence favorable sur l'état du malade en général, sur l'état de ses poumons et de son larynx en particulier. Elle épargne au malade les forces, elle repose les poumons et le larynx, qui peuvent alors fonctionner sans effort et elle permet une meilleure oxydation du sang. Dans la dernière période de la phtisie laryngée et pulmonaire, cette opération est sans utilité et très souvent elle ne peut même pas enrayer la dyspnée parce que cette dernière dépend du mauvais état des poumons. La trachéotomie est encore indiquée dans les cas dans lesquels elle rendra possible un traitement local énergique. Dans ces cas la canule pourra être éloignée, lorsque les phénomènes de rétrécissement ont disparu et lorsque leur retour ne sera plus à craindre. L'opération même ne présente pas de difficultés, le traitement de la plaie est celui des plaies tuberculeuses en général, la lenteur de la cicatrisation dépend de la tendance faible à la guérison chez les phtisiques.

La trachéotomie a une mauvaise influence sur l'état général et peut accélérer la mort, quand elle a été faite sur des phtisiques arrivés à la dernière période de la maladie. Dans ces cas la perte des forces occasionnée par la guérison lente de la plaie peut accélérer la fin. Chez des malades dont l'état général est relativement bon et qui se trouvent au premier degré de la phtisie pulmonaire, la trachéotomie a une influence favorable sur la marche de la maladie et elle en peut dans nombre de cas arrêter le développement. Dans la grande majorité des cas elle prolongera la vie des malades et diminuera d'une manière très sensible les souffrances occasionnées par le rétrécissement.

Imprimerie de l'Ouest, A. Nézan, Mayenne

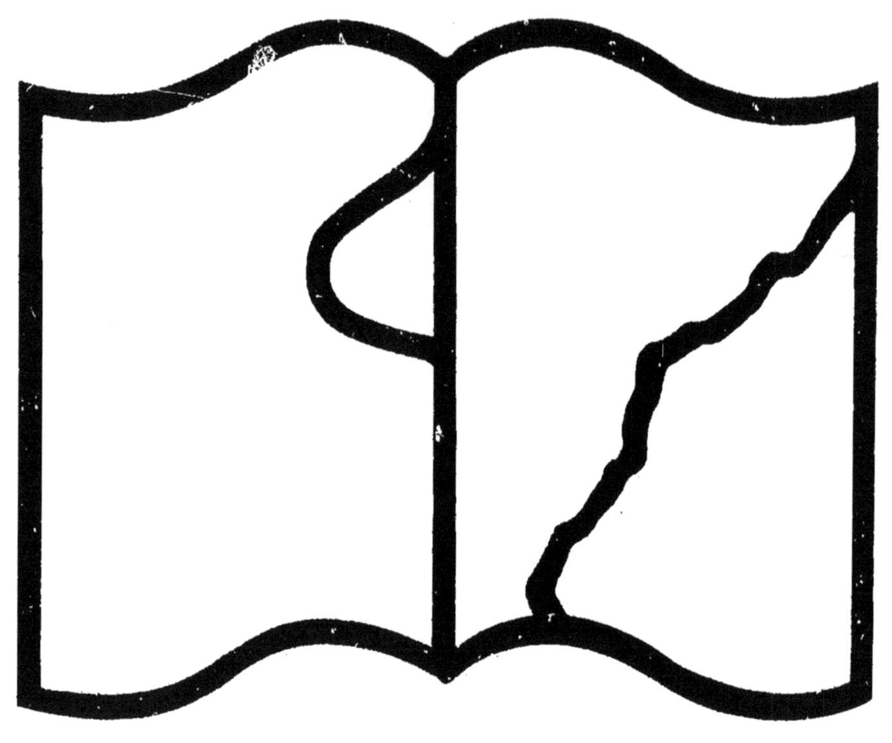

Texte détérioré — reliure défectueuse

NF Z 43-120-11

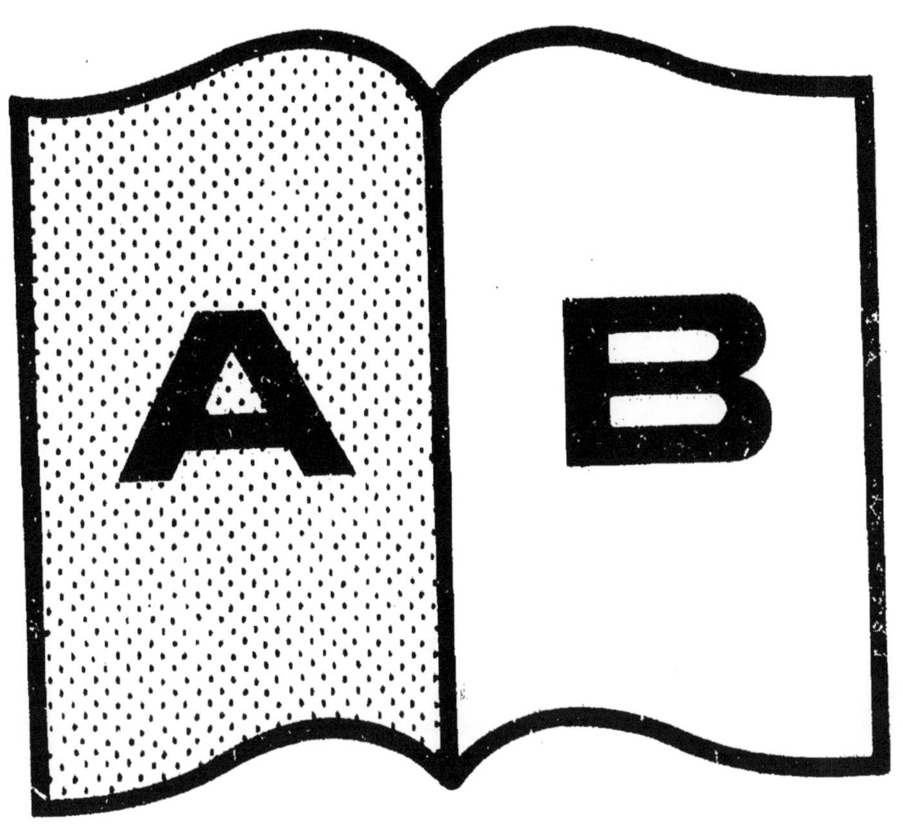
A
B

www.ingramcontent.com/pod-product-compliance
Ingram Content Group UK Ltd.
Pitfield, Milton Keynes, MK11 3LW, UK
UKHW020355250726
13967UKWH00005B/2298